Dʳ Panayotis DHIRITIS

Du Traitement

e L'Hydrocèle

Commune

Par les

rjections de Glycérine Phéniquée

MONTPELLIER

G. FIRMIN, MONTANE ET SICARDI

DU TRAITEMENT

DE

L'HYDROCÈLE COMMUNE

PAR LES

INJECTIONS DE GLYCÉRINE PHÉNIQUÉE

PAR

Panayotis DJIRITIS

DOCTEUR EN MÉDECINE

***

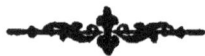

MONTPELLIER

IMPRIMERIE GUSTAVE FIRMIN, MONTANE ET SICARDI

Rue Ferdinand-Fabre et Quai du Verdanson

—

1904

A MON PÈRE

Dᵣ P. DJIRITIS.

AVANT-PROPOS

Au moment de clore nos études universitaires, nous avons à cœur d'exprimer à tous ceux qui nous ont permis de les entreprendre et nous ont aidé à les mener à bonne fin, le témoignage ému et respectueux de notre gratitude.

A la France, à la grande nation qui nous a si généreusement admis à profiter des inestimables trésors de son génie universel en nous ouvrant les portes de ses Universités, à l'hospitalier et beau pays où tout s'accorde pour faire trouver à l'étranger une seconde patrie, nous adressons l'hommage de notre vive admiration et de notre profonde reconnaissance.

Vis-à-vis de tous nos Maîtres, dont l'accueil toujours bienveillant a facilité notre tâche et encouragé nos efforts, dont l'enseignement et les exemples professionnels nous permettent d'aborder sans trop de crainte une carrière médicale dont ils nous ont fait connaître les difficultés et apprécier la dignité, nous avons contracté une dette de reconnaissance que nous n'avons pas la prétention de pouvoir jamais acquitter. Qu'ils reçoivent ici l'assurance que leur souvenir vivra inaltérable dans notre esprit.

M. le professeur Tédenat, dont la franche affabilité donne encore plus de prix au magistral enseignement que nous avons toujours suivi avec le plus grand intérêt, s'est acquis des titres tout particuliers à notre gratitude. Nous aurions voulu la lui marquer en lui dédiant cette

thèse dont il nous a donné l'idée, pour laquelle il nous a
fourni les plus précieuses indications, et qu'il nous fait
le grand honneur de présider. La modestie de notre
travail ne nous permet pas de lui en faire hommage.
Nous ne saurions assez le remercier de la sollicitude qu'il
nous a témoignée.

Nous avons reçu de M. le professeur Gilis l'enseignement qui est la base des connaissances chirurgicales à la
pratique desquelles MM. les professeurs de Rouville et
Imbert nous ont particulièrement initié. Nous n'oublierons
pas les enseignements que ces maîtres nous ont prodigués;
nous savons en apprécier la haute valeur. A eux, ainsi
qu'à tous nos maîtres de la Faculté de Montpellier, nous
exprimons nos sentiments de respectueuse reconnaissance.

Nous ne saurions oublier nos camarades d'études. La
franche cordialité de leurs relations a vivement contribué
à nous rendre agréable le séjour de la Faculté de la
ville de Montpellier, et ajoute au regret que nous aurons
de les quitter.

INTRODUCTION

En traitant ici de la cure de l'hydrocèle commune par
l'acide phénique, nous n'avons pas l'intention d'exposer une
nouvelle méthode,et jamais la prétention ne nous serait venue
d'ajouter encore un procédé aux mille moyens essayés contre
la vaginalite.

Mais, considérant d'un côté que les résultats de l'injection phéniquée ont presque toujours été parfaits, et d'un
autre côté que cette méthode, fort peu expérimentée, est
tombée, du moins en France, dans une complète désuétude,
nous avons cru intéressant d'exposer en quelques pages
ses particularités.

Nous avons l'intention de ne nous occuper ici que du traitement de la vaginalite séreuse essentielle chronique, de
l'hydrocèle en un mot. Ii ne rentrera donc pas dans notre
cadre de nous occuper des hydrocèles aiguës, ou des
hydrocèles symptomatiques, ou congénitales, ou péritonéo-
funiculaires, ou enkystées du cordon, le traitement par les
injections modificatrices ne leur étant pas applicable. sauf
peut-être pour quelques variétés justifiables parfois de
l'injection. mais, dans l'immense majorité des cas. placées
sous la dépendance d'une méthode purement chirurgicale.

Dans une première partie, nous ferons l'historique des
traitements de l'hydrocèle.

Nous traiterons ensuite de l'injection phéniquée proprement dite.

Enfin nous établirons un parallèle entre cette injection et
la méthode iodée, en faisant ressortir les avantages et les
inconvénients de chacune d'elles.

Nous exposerons en dernier lieu nos conclusions, en les
faisant suivre des quelques observations que nous avons pu
nous procurer et d'un index bibliographique.

DU TRAITEMENT

DE

L'HYDROCÈLE COMMUNE

PAR

LES INJECTIONS DE GLYCÉRINE PHÉNIQUÉE

HISTORIQUE

Les procédés que l'on a imaginés pour obtenir la guérison de la vaginalite séreuse sont presque innombrables, et cette seule multiplicité suffit à démontrer que l'hydrocèle n'est pas facilement curable. Connue dès la plus haute antiquité grâce à sa symptomatologie typique et à son diagnostic presque toujours très facile, cette affection a une thérapeutique aussi riche que variée.

Avec Ch. Monod et Terrillon, nous grouperons sous quatre chefs principaux les moyens employés à la cure de l'hydrocèle.

1° Applications extérieures ;

2° Evacuation simple ;

3° Ouverture large de la tumeur ;

4° Irritation de la surface intérieure du sac après l'évacuation.

I. Applications extérieures. — On eut longtemps recours aux vésications répétées apposées sur le scrotum. Ce fut le procédé de Roquetta, A. Cooper, Breschet, Dupuytren, Gerdy, etc... On peut en rapprocher les compresses d'ammoniaque ou de chlorhydrate d'ammoniaque. Le but de cette médication était de créer une dérivation par où se déverserait le contenu de la vaginale. Lesueur, dans le même but, plaçait de six à douze sangsues sur le côté atteint. Ricord et Dupuytren employèrent aussi les compresses imbibées de teinture de scille ou de digitale.

Les frictions mercurielles avec l'onguent simple ou double furent mises en honneur par Velpeau, et Hudson leur substitua les embrocations stibiées. D'autres chirurgiens s'adressèrent longtemps à l'usage topique du cyanure de mercure.

Dans un autre ordre d'idées, Augé crut devoir comprimer la tumeur par une couche épaisse de collodion riciné ; mais ce procédé étant excessivement pénible à supporter, on ne tarda pas à l'abandonner pour ne plus employer que le suspensoir ouato-caoutchouté de Horand Langlebert.

Enfin, Pétrequin essaya l'électricité en courants continus de faible tension et n'en obtint, d'ailleurs, que des résultats fort discutables.

MOYENS CHIRURGICAUX

II. Évacuation simple. — En première ligne, nous devons inscrire la ponction simple, dont le manuel opératoire est universellement connu. A l'aide d'un trocart, — d'un trois-quarts, comme est écrit le mot dans le

Compendium, — on évacue le contenu de la séreuse. On obture l'ouverture et l'on attend que le liquide se soit reformé pour recommencer indéfiniment.

La ponction aspiratrice n'est qu'une modification de la précédente. Elle a l'avantage de mieux évacuer la poche, mais le liquide ne tarde pas à reparaître.

Nous ne ferons que signaler en passant l'acupuncture, les mouchetures et les scarifications du scrotum. Ces moyens en honneur autrefois ont pu donner des résultats, mais pas assez constants pour empêcher leur abandon.

Longtemps aussi on eut recours à la rupture sous-cutanée de la séreuse, opération qui aboutissait à la diffusion complète du liquide dans les enveloppes scrotales, et que complétait une forte compression.

III. OUVERTURE LARGE DE LA TUMEUR. — Les plus anciens procédés sont le séton, la tente et la cautérisation. Depuis fort longtemps oubliées, ces méthodes ont eu, il y a quelques années, un regain d'actualité heureusement de courte durée. Helferich, A. Buschke et, après eux, Herbing (1) approprièrent aux nouvelles théories chirurgicales l'ancienne technique de Pott et de Monro. Cet essai n'a pas été renouvelé.

Le séton consistait à passer à travers la tumeur une mèche effilée de linge ou de coton et à l'y maintenir jusqu'à infection de la vaginale. Dans le procédé de la *tente* imaginé par Franco, on introduisait dans l'incision une tente de charpie, d'étoupes ou de linges dont la présence ne tardait pas à infecter la séreuse.

_____

(1) Herbing. — Un traitement de l'hydrocèle. *Semaine médic.*, 3 oct. 1894, nº 55, p. 218.

Quant à la cautérisation, on la pratiquait au moyen d'un cautère ordinaire ou d'un caustique chimique, potasse ou autre, appliqué sur le scrotum. C'est la thérapeutique de Paul d'Egine et de Marc-Aurèle Séverin. La chute de l'escharre qui se formait amenait l'écoulement du liquide. Les complications étaient la règle, la guérison l'exception.

Nous arrivons aux procédés actuels.

L'incision simple fut longtemps effectuée par le procédé de Volkmann, qui n'est d'ailleurs que la méthode des indigènes des îles Samoa, à l'asepsie et aux instruments près (M. de Kermorgant) (1). Le professeur O. Bloch, de Copenhague, s'y tient encore tout en ayant modifié la méthode opératoire. Nous n'avons pas à juger l'opportunité de cette thérapeutique qui n'est pas de notre ressort. Signalons seulement l'opinion de Gerdy qui n'y voyait qu'une « pratique excusable seulement chez les chirurgiens ignorants et barbares des siècles passés ».

De nos jours, les chirurgiens ne se contentent pas d'inciser. L'ancienne opération de Volkmann est devenue le premier temps de leur technique. Là où les anciens opérateurs terminaient leur intervention, nos maîtres d'aujourd'hui la commencent à peine. Ils demandent à la résection partielle ou totale de la séreuse le moyen d'obtenir la cure radicale de l'hydrocèle.

Il ne nous appartient pas de décrire ici les divers manuels opératoires en usage actuellement Nous avons hâte d'arriver à notre sujet proprement dit. Toutefois

---

(1) De Kermorgant. — Le traitement de l'hydrocèle chez les indigènes des îles Samoa. *Ann. d'hyg. et de méd. colon.*, 1898, n° 2 ; *Presse médicale*, 26 nov. 1898, n° 97, p. 152.

nous ne pouvons passer sous silence le plus récent procédé, imaginé par Storp, en 1896, et qui, s'il n'est malheureusement pas applicable à toutes les vaginalites, n'en demeure pas moins, lorsque la séreuse n'est pas trop épaissie, une opération aussi simple et élégante que radicale. Nous avons nommé l'*éversion de la vaginale*.

IV. IRRITATION ARTIFICIELLE DE LA VAGINALE. — Nous abordons maintenant le chapitre le plus intéressant de notre historique. Inventées par un chirurgien du régiment de Hume, nommé Monro, les injections, malgré leur origine anglaise, ne jouirent d'abord d'aucune faveur dans leur pays, et cet excellent procédé 'dut venir en quelque sorte se naturaliser en France pour acquérir sa juste célébrité. Une fois trouvé, le principe de la méthode, c'est-à-dire l'introduction d'un liquide nouveau plus ou moins irritant destiné à provoquer une réaction inflammatoire de la séreuse, des modifications innombrables furent apportées à la nature du liquide employé.

L'inventeur du procédé se servait d'alcool plus ou moins concentré. Pendant longtemps le vin, ou pur ou alcoolisé, fut d'un usage courant. Nous ne ferons qu'énumérer les principales matières à injection auxquelles eurent recours les chirurgiens d'autrefois. C'est ainsi que nous pouvons citer :

Les solutions de nitrate de potasse (Celse) ;

Les solutions de bichlorure de mercure dans l'eau de chaux (Lembert) ;

L'alun, la décoction d'écorce de chêne (Gerdy), de quinquina ;

L'eau pure (Richet) [1] ;

_____

(1) Richet. — *In* Sarrazin, Thèse de Paris 1885.

La potasse caustique (Levret);

Le gaz ammoniac (Robert, Velpeau) [1];

Le liquide même de l'hydrocèle (Velpeau);

L'air (Baudens) [2], (Sédillot) [3];

L'eau froide ou chaude (Gerdy); salée à saturation, alcoolisée;

L'acide azotique étendu;

La teinture de cantharide (Martin, de Calcutta);

Le lait;

Le chloroforme, vite abandonné à cause des accidents qu'il causait;

Le sulfate de zinc (A. Cooper), le sulfate de cuivre;

L'azotate d'argent, le tannin, l'iodoforme;

L'ergotine (Green) [4], l'acide chromique;

Le chloral.

Tous ces procédés ont eu leur succès, tous ont compté de fervents adeptes et des défenseurs. A. Richard, en parlant de l'alcool, disait : « Si j'étais affecté d'hydrocèle, je voudrais être traité par ce moyen ». Et cependant, de cette foule de produits, des mille et un liquides expérimentés, pas un seul n'a persisté, pas un n'est demeuré le remède par excellence, indiscuté et indiscutable. Et même parmi les cinq liquides actuellement en usage, aucun n'a encore définitivement conquis le premier rang. L'injection iodée semble bien devoir triompher, mais le

(1) Velpeau. — *Bulletin Acad. de médecine*, 1850, t. 16, p. 353.

(2) Baudens. — *Gaz. méd.*, 1850, p. 920, et *in* Billault, Thèse Paris 1851.

(3) Sédillot. — *Gaz. des Hôpitaux*, 1852, p. 301.

(4) Green. — *Philadelphie Med. Times*, 5 décembre 1874.

sublimé, le nitrate d'argent, l'éther iodoformé, et surtout l'acide phénique, possèdent cependant leurs défenseurs. Ce dernier surtout mérite d'être étudié et mis en ligne parmi les moyens thérapeutiques les moins à dédaigner, car c'est peut-être à lui qu'est réservé l'honneur de devenir le remède universellement employé dans la cure de l'hydrocèle. Il présente en effet de nombreux avantages et les quelques reproches qu'on peut lui adresser ne sont que faible chose si on les oppose à ceux de tout temps formulés contre l'injection iodée.

Mais n'anticipons pas sur cette discussion.

Il nous reste à jeter un coup d'œil sur les traitements en honneur actuellement avant d'entreprendre l'étude complète de l'injection phéniquée.

1° Le sublimé n'est pas un médicament nouvellement appliqué à l'hydrocèle. Nous avons déjà signalé que Lembert, au XVII° siècle, l'employait en solution dans l'eau de chaux. Richet (1) le remit en vogue sous forme de liqueur de Van Swieten, dont il abandonnait une centaine de grammes dans la vaginale. Wheatcroft Homes (2) eut recours à une solution beaucoup plus faible, 0,20 cent. pour mille, et Lawrie (3) imagina d'employer une solution saturée de bichlorure dans la glycérine.

2° L'éther iodoformé, peu usité, est signalé dans la thèse de Ponsard (4).

---

(1). — *In* Sarrazin, Thèse de Paris 1885, n° 190.

(2) Wheatcroft Homes. — Guérison de l'hydrocèle par une solution faible de sublimé abandonnée dans le sac après l'injection (*Sem. méd.*, 20 nov. 1805, n° 58, p. 230).

(3) Lawrie. — *Sem. méd.* 1896, n° 31, annexe, p. 122.

(4) Ponsard. — Du traitement de l'hydrocèle par les injections d'éther iodoformé. Thèse Paris 1895, n° 26.

3° Le nitrate d'argent a été utilisé par Desormeaux (1)
à l'état de solide, comme caustique, porté au contact de
certains points de la séreuse. Pierre Sébileau (2) a modifié ce procédé ; il n'évacue la poche qu'incomplètement
et dans le liquide demeuré en place introduit un cristal
d'azotate qui s'y dissout, et le tout n'est évacué qu'au bout
d'un quart d'heure. On termine par deux ou trois lavages
abondants. Naturellement, comme tous les procédés
cités jusqu'à présent, cette méthode est très efficace,
commode, à la portée de tous, sans danger, parfaite en
un mot. Seulement elle n'est pas usitée.

D'ailleurs, c'est l'injection iodée qui règne encore en
maîtresse et préside à toutes les cures d'hydrocèle. Cette
faveur est-elle due à une supériorité vraiment indiscutable de l'agent chimique ? Nous ne pouvons le croire et
mettons plutôt sa vogue sur le compte d'une sorte de rou-
tine qui la maintient sur son trône. L'injection iodée est
devenue classique ; elle est un fait acquis et personne ne
songe sérieusement à la discuter. Reprenons rapidement
la technique le plus communément usitée et rappelons les
quatre temps de l'opération :

1° Anesthésie de la vaginale ;
2° Evacuation du liquide ;
3° Irritation de la vaginale ;
4° Lavage de la poche.

1° *Anesthésie*. — L'injection iodée est très douloureuse;
aussi prend-on la précaution d'insensibiliser la séreuse ;

---

(1) Desormeaux. — *Revue de thérapeutique chir.*, 15 février 1875,
n· 4, p. 88.
(2) Pierre Sébileau. — *In* Traité de chirurgie Le Dentu-Delbet,
tome IX, p. 895.

nous ne voulons pas rapporter ici les discussions nombreuses ayant trait à la qualité de l'anesthésique ou bien au moment où l'analgésie doit être effectuée. Les uns préfèrent insensibiliser la poche avant l'évacuation du liquide, d'autres après.

Certains préconisent l'emploi de la cocaïne, d'autres de la nirvanine, d'autres de l'antipyrine. Il nous suffit de les citer.

2° *Évacuation*. — La technique est classique et nous y reviendrons en parlant de la glycérine phéniquée.

3° *Irritation de la vaginale*. — On emploie la teinture d'iode en quantités variables de 30 à 60 centimètres cubes, laissés en place environ 10 minutes.

4° *Lavage*. — Se fait avec un courant d'eau bouillie. On termine par un gros pansement compressif.

Nous aborderons maintenant l'étude de l'injection phéniquée proprement dite.

L'INJECTION PHÉNIQUÉE

C'est un chirurgien américain, R.-J. Levis, qui eut le premier l'idée d'appliquer l'acide phénique au traitement de l'hydrocèle banale. Sa méthode était extrêmement simple. Une fois le liquide pathologique évacué, il introduisait dans la vaginale 2 grammes d'acide phénique pur liquéfié par la chaleur. Cette pratique eut un grand succès en Amérique, et tous les chirurgiens y eurent recours. Mais cette vogue extraordinaire ne tarda pas à faire place à l'oubli, lorsque plusieurs opérateurs eurent obtenu des résultats plutôt désastreux : nous ne citerons parmi les accidents relatés que la gangrène du scrotum qui frappa plusieurs opérés.

D'ailleurs, Levis fut le premier à reconnaître que le produit dont il se servait était trop violent et à conseiller d'étendre le phénol avec de l'eau distillée ou mieux de la glycérine.

Bien que modifié en ce sens, le procédé de Levis ne trouva pas grâce auprès de certains chirurgiens et P. Tikoff lui reprochait encore en 1896 de provoquer des accidents d'intoxication suraiguë et des abcès du scrotum.

Abandonné en France sans presque y avoir été essayé, l'acide phénique demeura cependant l'arme de plusieurs chirurgiens étrangers. Leisrink, de Hambourg, l'employa en solutions à 2 p. 100.

Wagner injecte dans la vaginale 5 grammes d'une solution au 1/1000°.

Schoetzke emploie de préférence une solution de 3 à 8 0/0, selon les cas, dont il abandonne 10 à 15 grammes dans la séreuse. La dernière proportion (8 p. 100) est, du reste, déjà trop forte lorsqu'il s'agit de liquide laissé à demeure.

R.-F. Weir a suivi dans l'évolution des titres de ses solutions une marche absolument inverse au mouvement général. De 2 p. 100, il est d'abord passé à 1 p. 15, puis est revenu à la solution première de Levis sans donner la raison d'un tel changement.

D'ailleurs, la plupart des professionnels se sont prononcés pour des solutions faibles. C'est ainsi que Thorezen emploie l'acide phénique à 1 0/0, Hiller à 2 0/0, Hueter de 3 à 5 0/0 suivant les cas.

En France, Lannelongue, Gross, Rohmer, Tédenat, Heydenreich ont eu recours à l'injection phéniquée. Ce dernier auteur semble toutefois y avoir renoncé pour revenir à l'injection iodée, ainsi qu'il ressort d'un article paru dans la *Semaine Médicale* (1889).

Ce bref historique de l'injection phéniquée terminé, nous devons exposer en détail la méthode opératoire le plus communément usitée. Elle diffère peu de l'injection iodée. Nous ne nous occuperons pas du procédé de Levis par le phénol pur, puisqu'il est, à l'heure actuelle, généralement abandonné. Nous n'essayerons pas non plus de décrire la méthode de Pilate, d'ailleurs exposée tout au long dans la thèse d'Audouin. Nous n'avons ici ni le temps ni le devoir de nous étendre sur cette méthode absolument particulière et qui consiste à irriguer en grand la vaginale avec une abondante solution phéniquée à 3 0/0 jusqu'à ce que le liquide ressorte absolument limpide.

La technique de l'injection phéniquée se rapproche beaucoup de celle de l'injection iodée.

Après avoir soigneusement rasé et désinfecté le scrotum, l'opérateur ponctionne la tumeur avec un trocart de dimension moyenne. Un diamètre de 3 millimètres est généralement suffisant. Il est préférable qu'il soit muni d'un robinet, ce qui facilite beaucoup les manipulations ultérieures et n'oblige pas le chirurgien ou son aide à obturer avec le pouce la canule pendant les manœuvres qui suivent. Une des conditions essentielles de réussite est la parfaite évacuation du liquide. Aussi, le trocart doit-il être enfoncé assez avant et il n'est pas inutile de modifier plusieurs fois sa direction pour être sûr de ne pas laisser de liquide.

Le deuxième temps de l'opération n'est plus ici l'anesthésie de la vaginale, comme cela a lieu dans la méthode iodée. La solution phéniquée n'impressionne pas douloureusement la séreuse comme le fait la teinture d'iode. L'analgésie est donc inutile. On passe directement à l'introduction du liquide modificateur.

Avec la seringue à hydrocèle, on injecte dans la lumière de la canule quinze à vingt centimètres cubes de glycérine phéniquée à 40|0 en moyenne. Puis, on laisse s'écouler le liquide. Ici, il se présente plusieurs variantes. Dans le procédé de Levis on abandonnait l'acide phénique pur dans la séreuse. Nous avons vu que ce moyen était délaissé. De nos jours, les uns évacuent complètement la glycérine injectée et certains vont jusqu'à irriguer la vaginale avec de l'eau distillée, pratique qui peut être utile quand le titre de la solution est relativement élevé. D'autres abandonnent une certaine partie du liquide dans la vaginale en enlevant la canule avant que toute la glycérine introduite se soit écoulée.

Nous avons vu M. le professeur Tédenat opérer souvent l'hydrocèle par les injections de glycérine phéniquée
à 50 pour 100. Ce titre paraîtra peut-être trop fort après
ce que nous venons de dire. Toutefois, nous ferons obser-
ver que la technique corrige cet excès de phénol.

Le phénol, employé à hautes doses, est beaucoup plus
anesthésique que dilué. Ce fait a été vérifié de tout temps
par de nombreuses expériences. De plus, il est plus efficace. Ces avantages ne seraient rien si les inconvénients
signalés plus haut les accompagnaient, comme dans le
procédé de Levis. Mais nous avons dit que la technique
différait en pareil cas.

En effet, M. Tédenat injecte dans la vaginale des malades trois à quatre centimètres cubes de glycérine phéni-
quée à 50 0|0. Il masse la poche pour mettre tous les points
en contact avec le liquide irritant, puis évacue ce dernier.
Tout au plus en demeure-t-il le tiers ou la moitié d'un cen-
timètre cube. Les résultats sont parfaits, ainsi que le prou-
vent les observations relatées plus loin.

Quelle que soit la méthode employée, il est important
de veiller à ce que la solution phéniquée ne bave pas et ne
vienne pas à contact de la peau du scrotum. Cet accident
serait d'abord fort douloureux pour le malade ; mais, outre
cet inconvénient passager, il pourrait en résulter une vive
inflammation du scrotum ; on a même signalé des cas
de gangrène phéniquée causés par une manœuvre mal-
habile.

Lorsqu'on a employé un liquide fortement phéniqué, il
est bon de ne pas en laisser dans la séreuse, et la pru-
dence conseille de pratiquer un lavage de la cavité dans le
cas où la quantité abandonnée dépasserait deux centimètres cubes. Ce lavage pourra être effectué avec de l'eau
bouillie poussée en assez grande quantité, ou, si l'on

redoute par un lavage trop énergique d'annihiler l'action modificatrice recherchée, avec une solution très faible de phénol dans l'eau glycérinée.

Nous devons aussi signaler une méthode très élégante, qui a donné d'excellents résultats ; elle est, à l'égard de l'acide phénique, ce qu'est la technique de Pierre Sébilleau (1) au nitrate d'argent. Une fois le trocart retiré, on laisse échapper une partie du liquide, puis on introduit à travers la canule un porte-caustique nasal très fin, chargé d'un cristal de phénol et muni au milieu de sa tige d'un bouchon capable d'obturer la lumière de la canule. On laisse en place pendant quelques minutes, puis on abandonne le liquide restant, qui est devenu lui-même un agent modificateur.

On termine toujours l'opération de la même façon. On masse légèrement les parois du scrotum pour détruire le parallélisme du trajet du trocart. On obture au stérésol et l'on applique un pansement ouato-caoutchouté fortement compressif, maintenu par un bon suspensoir de Langlebert. Nous disons « un bon suspensoir », car il est rare d'en trouver de bien construits et il est souvent nécessaire d'en éliminer un grand nombre avant d'en rencontrer un échantillon acceptable. Ce pansement peut être enlevé au bout de deux ou trois jours. Mais il est préférable de le maintenir pendant une durée un peu plus longue.

Les malades peuvent se lever le lendemain ou le surlendemain de l'opération, pourvu qu'ils n'exagèrent pas leurs efforts ou leurs fatigues. Il est vrai qu'il se trouve dans le nombre des exceptions, et pour ceux-là le repos

----

(1) Pierre Sébilleau. — Du Traité de chirurgie Le Dentu-Delbet, t. 9, p. 895.

au lit est nécessaire pour une semaine environ. Nous
n'avons jamais vu dépasser ce laps de temps.

Quant aux complications fréquentes avec la méthode de
Levis, elles sont devenues des raretés depuis que l'on est
revenu aux doses faibles d'acide phénique. L'inflammation
est peu importante et se borne à quelques phénomènes de
réaction locale toujours peu sensiblement douloureux. Le
sujet éprouve une sensation de pesanteur dans les bourses.
Quelquefois il accuse de vagues douleurs irradiées le long
du cordon ou dans les cuisses. Mais elles sont de courte
durée et ne présentent jamais une remarquable intensité.
Et pour ce qui est des gangrènes du scrotum, les suppu-
rations possibles, des phénomènes d'intoxication qui
obscurcissaient singulièrement le tableau dans le premier
cas expérimenté, ils ont totalement disparu, et c'est à tort
que Tikoff s'élevait violemment contre l'acide phénique
dans un article paru récemment.

Telles sont les méthodes les plus couramment usitées
dans la cure de l'hydrocèle commune par les injections
d'acide phénique.

COMPARAISON DE L'INJECTION IODÉE ET DE L'INJECTION PHÉNIQUÉE

Maintenant que nous avons exposé en détail ce qui a trait à l'emploi de l'acide phénique dans le traitement de l'hydrocèle, il nous reste à examiner les cas dans lesquels ce traitement est applicable et à le mettre en parallèle avec l'injection iodée.

Quelques mots sur la nature de l'hydrocèle éclaireront ce point intéressant de notre sujet. En effet, à côté des vaginalites symptomatiques, tant au point de vue clinique qu'anatomique, l'opinion est suffisamment arrêtée, on sait quelle est leur cause initiale, on a étiqueté en quelque sorte les maladies qui les amènent; on est suffisamment éclairé à leur sujet.

Nous ne pouvons en dire autant des vaginalites idiopathiques. Certes, il en est parmi celles-ci qui ne sont que la suite naturelle d'une affection primitive locale, et l'on peut souvent percevoir à l'examen la lésion testiculaire épididymique ou funiculaire qui les a occasionnées. Et cependant cette lésion perceptible n'est parfois que la conséquence d'une vaginalite préexistante; elle est simplement effet, alors qu'on la considérait comme cause. Nous ne citerons qu'un exemple : « Le gonflement testiculaire qui se termine par une véritable suppuration, ne frappe en réalité le testicule, dans une proportion de 38

sur 10, qu'après avoir exercé son action sur la vaginale,
lors des inoculations de la morve chez le cobaye (1). »

Enfin, il est des cas très nets, cliniquement et anatomiquement idiopathiques, pour lesquels la question patho-
génique demeure encore fort obscure et n'a point l'appa-
rence d'être éclaircie avant longtemps.

Pour les hydrocèles symptomatiques le traitement chi-
rurgical s'impose. Tout en traitant la maladie causale,
on incisera largement la vaginale et l'on terminera l'opération selon les indications fournies par l'examen direct
de l'organe atteint. Et suivant les cas ce sera un curage
de la séreuse à l'excision ou à l'éversion que le chirurgien
se résoudra.

Restent les vaginalites séreuses chroniques, autrement
dit les hydrocèles communes, dont on méconnaît si souvent la cause. Ici l'examen de la tumeur devra être suffisamment poussé pour préciser certains points néces-
saires.

Si les parois sont épaisses, si la tumeur est fortement
tendue, résistante, si la fluctuation est peu ou pas perceptible, si la translucidité est faible, le traitement chirur-
gical sera préféré ; et ce traitement sera plutôt l'excision
que l'éversion, car le procédé Storp, s'il a l'avantage immense d'éviter la rupture du cordon ou de l'épididyme,
n'est malheureusement pas applicable aux vaginalites aux
parois trop épaisses ou de trop grand volume.

Mais si la tumeur a une paroi mince, lisse, si elle est
assez molle pour que la fluctuation soit nette et facilement

---

(1) Strauss.— Morve. Diagnostic par inoculation dans le péritoine
du cobaye mâle. (*Arch. de méd. expériment. et d'anat. path.*, 1ʳᵉ
série, t. 1, 1889, p. 460.)

perçue, si la transparence est indiscutable, elle est plutôt justiciable de l'injection irritante.

Reste à savoir à quel procédé s'adressera le chirurgien et laquelle il choisira de l'injection iodée ou de l'injection phéniquée. Nous allons essayer de mettre en présence les avantages et les inconvénients des deux procédés; la conclusion s'imposera :

1° La piqûre du testicule est un accident fort rare et qui de plus est commun aux deux méthodes, la technique opératoire ne variant pas.

2° La suppuration de la vaginale ou du testicule ou leur gangrène a été reprochée aux deux liquides modificateurs. Nous reconnaîtrons que le procédé de Levis, qui se servait d'acide phénique pur, était dangereux. Mais avec les solutions usitées actuellement, cet accident est devenu aussi exceptionnel pour l'acide phénique que pour l'iode.

3° Des accidents réflexes consécutifs à la douleur peuvent se produire dans le cas de l'injection iodée, car l'anesthésie n'est jamais parfaite et ne persiste pas toujours jusqu'à la fin de l'opération. Parmi ces réflexes, nous trouvons la syncope citée par Cortyl (1), des convulsions passagères (Bertrand) [2], des contractures et des paralysies de peu de durée (Boursier et Loumeau) [3]. Bien qu'on n'ait, croyons-nous, jamais eu de suites graves ou de complications nerveuses plus intenses à regretter, ce n'en sont pas moins là des difficultés avec lesquelles il faut toujours avoir à compter et qui, si elles sont peu

---

(1) Cortyl, thèse de Paris 1862.

(2) Bertrand, th. Paris 1856.

(3) Boursier et Loumeau, *Gazette hebdomadaire de Bordeaux*, juin 1886.

sérieuses, n'en inquiètent pas moins le malade ou son entourage et jettent un mauvais jour sur une opération bénigne. D'ailleurs, les douleurs éprouvées par le sujet doivent aussi entrer en ligne de compte. Rien de tout cela avec l'injection phéniquée, par le seul fait qu'elle est absolument indolore. Dans les observations que nous rapportons à l'appui de notre travail, nous avons eu soin de mettre partout en relief ce côté de la technique. Une question pourrait nous être posée : à quoi est due cette insensibilité de la séreuse à l'égard de l'acide phénique ? A ceci nous répondrons en disant que le phénol est en même temps qu'un antiseptique, un agent insensibilisateur : tous les étudiants ont remarqué au début des dissections l'anesthésie particulière qui s'empare de leurs doigts dès qu'ils ont disséqué assez longtemps des sujets conservés dans l'eau phéniquée. Il n'y a donc rien d'étonnant à ce que le phénol exerce sur la vaginale une action identique et d'autant plus rapide que l'absorption se fait plus vite.

Ce pouvoir anesthésique croît d'ailleurs avec la concentration du liquide.

4° Il n'est pas rare, après les injections de teinture d'iode laissées en place assez longtemps, de voir le sujet présenter des symptômes plus ou moins aigus d'intoxication, éruption cutanée, catarrhes des muqueuses, coryza, en un mot tout le tableau de l'iodisme. Certes, nous n'hésitons pas à reconnaître que du côté de l'acide phénique on a eu à enregistrer des faits désastreux d'intoxication. Mais hâtons-nous de répondre aux reproches peut-être prématurés de P. Tikoff, que ces phénomènes, très à redouter avec la méthode de Levis, disparaissent dès que, suivant les procédés actuels, on a recours aux doses atténuées. D'ailleurs, si l'on avait encore moindre

doute sur les conséquences possibles d'intoxication, rien
n'empêcherait de laver la vaginale comme on le pratique
après l'injection iodée ;

5° Enfin, la teinture d'iode provoque chez les malades
une réaction souvent très intense et un gonflement fort
pénible du scrotum, qui devient dur, rouge et douloureux.
Nous voulons, bien entendu, parler ici non de la totalité
des cas, mais d'un certain nombre d'entre eux, plus nombreux qu'on ne serait porté à le croire. Jamais la glycérine phéniquée n'a eu de suites douloureuses : la réaction
inflammatoire se produit, sans quoi le résultat cherché
ne serait pas atteint ; mais elle ne présente jamais les
formes intenses que l'on voit à la suite de l'injection iodée.

Au point de vue des reproches à formuler ou des
avantages à faire valoir, dans la recherche d'une bonne
méthode, nous résumerons donc en quelques lignes :

Avec la teinture d'iode, on risque : 1° les accidents
réflexes, syncopes, paralysies, etc. ; 2° l'iodisme; 3° la
violence d'une réaction qui peut immobiliser le malade
assez longtemps.

Avec la glycérine phéniquée, on ne court aucun de ces
dangers.

D'ailleurs, l'injection de teinture d'iode est moins élégante que le procédé à la glycérine phéniquée. Il est à
peu près inévitable de tacher la compresse, les draps, le
malade et l'opérateur lui-même quand on se sert d'iode,
tandis qu'avec l'acide phénique, l'intervention ne laisse
pas de traces. Point de vue de peu d'importance, dira-t-
on, mais qui, surtout hors de l'hôpital, a quelquefois sa
valeur.

Voyons maintenant, au point de vue de l'efficacité du
traitement et de l'excellence des résultats, lequel des deux
est préférable.

Nous pouvons théoriquement admettre avec les partisans de la méthode sanglante que, le plus souvent, l'hydrocèle cliniquement essentielle est anatomiquement symptomatique. Mais on ne peut nous refuser le droit de constater à notre tour que, la plupart du temps, la lésion testiculaire ou épididymique est insuffisante et ne nécessite pas la résection de la vaginale. D'ailleurs, on est en droit de supposer que ces lésions sans importance et sans gravité, simple dépoli de la séreuse, petites plaques indurées, congestion de la vaginale, sont secondaires à l'épanchement au lieu de l'avoir provoqué et regresseront en même temps qu'il disparaîtra. L'injection n'est donc pas contre-indiquée.

Quant à savoir si l'injection iodée donne de meilleurs résultats que l'injection phéniquée, nous pouvons, à l'heure actuelle, donner une réponse affirmative à ce sujet. En effet, tandis que les statistiques portent sur des milliers de cas quand il s'agit de la teinture d'iode, l'acide phénique n'a pas encore été assez employé pour permettre d'opposer aux partisans du premier procédé une série de cures suffisamment importante. Nous ferons seulement remarquer que jamais la récidive n'est survenue chez les sujets dont nous publions les observations. En tout cas, ce n'est pas un défaut d'expérimentation qui doit faire rejeter *a priori* une méthode. Cette lacune devrait, nous paraît-il, inciter plutôt les chirurgiens à rechercher la solution du problème.

CONCLUSIONS

Nous concluerons comme il suit notre modeste travail:

1° Le traitement de l'hydrocèle commune par l'acide phénique en injections n'est pas un procédé nouveau.

2° L'acide phénique employé à l'état pur par Levis et ses adeptes n'a donné que des résultats peu probants.

3° L'acide phénique en solutions faibles a été substitué à la méthode de Levis et a donné les meilleurs résultats. De plus, les solutions d'acide phénique dans la glycérine à parties égales ont produit des effets semblables, pourvu que la quantité employée n'excède pas 5 à 6 centimètres cubes.

4° L'injection phéniquée est indolore.

5° Sa technique est plus simple que celle de l'injection iodée.

6° Il n'expose à aucun accident.

7° Il donne des résultats excellents et pour le moins aussi satisfaisants que ceux de l'injection iodée.

Observation Première

(Inédite)

Recueillie dans le service de M. le professeur Tédenat.

B... Baptiste, 35 ans, cultivateur, né à Mende, salle Bouisson, n° 14, service de M. le professeur Tédenat, Hôpital suburbain de Montpellier.

Antécédents héréditaires. — Nuls.

Antécédents personnels. — A l'âge de douze ans, fracture du tibia droit. A vingt ans, dothiénentérie qui évolua avec des allures assez bénignes et fut complètement terminée en trente-cinq jours environ.

Comme antécédents génitaux, signalons une blennorrhagie contractée à l'âge de 22 ans et ayant duré environ trois semaines. Le sujet se soigna fort mal, se contentant de prendre des injections de vin chaud et des capsules de santal à l'intérieur. Il ne garda aucune suite de cette affection et n'a jamais eu de goutte militaire.

Ni épididymite ni orchite.

Etat actuel. — Le malade entre le 20 juillet 1903 à l'Hôpital suburbain, au service de M. le professeur Tédenat.

Il est porteur d'une hydrocèle siégeant au côté droit du scrotum, et ayant débuté il y a un an. A cette époque, le sujet s'aperçut que son testicule droit commençait à augmenter de volume.

Comme il ne ressentait aucune douleur, Il ne prit pas garde à cet état de choses ; et ce n'est qu'étant incommodé par le volume toujours croissant de la tumeur qu'il s'est décidé à entrer à l'hôpital.

Actuellement, nous trouvons, au côté droit du scrotum, une tumeur ovoïde, pyriforme, à grosse extrémité inférieure, à grand axe vertical. Le sommet de la tumeur répond à l'orifice inguinal externe. La verge est diminuée de longueur et en partie cachée dans le scrotum.

La tumeur est résistante.

La peau lisse, sillonnée de veines bleuâtres est fixe, amincie et de coloration normale.

La palpation ne donne que la sensation de fluctuation. Cependant les parois ne paraissent pas très épaissies. On sent le testicule facilement perceptible en arrière. La tumeur est d'ailleurs suffisamment translucide. Elle est encore absolument indolore.

Le diagnostic d'hydrocèle s'impose.

Opération. — Le 23 juillet, après rasage et nettoyage du scrotum, on ponctionne la poche et on donne issue à environ 300 gr. de liquide.

Une fois la vaginale complètement évacuée, on injecte de trois à quatre centimètres cubes de glycérine phéniquée à 50 pour 100. Le malade ne ressent aucune douleur, à peine une sensation de tension et de pesanteur. L'injection est évacuée au bout de cinq à six minutes. On ne pratique pas de lavage de la séreuse. L'orifice est obturé au stérésol. Suspensoir de Horand-Langlebert, repos au lit.

24. — Pas de température.

25. — Pas de température. Tuméfaction légère des bourses. Quelques douleurs vagues le long du cordon.

30. — La tuméfaction du scrotum a disparu presque complètement. Le malade se lève et sort le 6 août complètement guéri.

Nous l'avons revu le 20 septembre; rien ne semble faire supposer une récidive possible.

OBSERVATION II

(Personnelle)

D... Joseph, 42 ans, tonnelier, né à Mèze.

Nous trouvant à Mèze au mois de juillet 1902, il nous fut donné de soigner le malade qui fait le sujet de la présente observation.

D... Joseph, 42 ans, constitution très forte, pas d'antécédents héréditaires ni de maladie antérieure. Passé génital très chargé. A 18 ans, blennorrhagie mal soignée. A 23 ans, nouvelle gonorrhée qui dura trois mois et fut encore plus mal soignée que la première.

Le malade était alors soldat et faisait son service dans un régiment de dragons. Or, sa maladie ne l'empêchait pas de faire son travail de tous les jours. Cependant il n'eut pas d'orchite. Il a gardé seulement une goutte militaire tenace pendant quinze ans. Il y a environ six ans, D... s'aperçut du volume anormal de son testicule gauche et alla consulter le docteur Magne qui diagnostiqua une hydrocèle et proposa une intervention. D... attendit encore 4 ans avant de se résoudre à l'opération. Il y a deux ans, le docteur Magne le traita par la méthode iodée. Les suites opératoires furent parfaites, mais le liquide fut reformé deux mois après.

Au moment où nous l'avons vu, la tumeur ovoïde volumineuse descend jusqu'au niveau de l'angle inférieur du triangle de Scarpa et son pôle supérieur remonte jusqu'à l'orifice de l'anneau inguinal externe.

Tumeur résistante, sensation de fluctuation assez nette, translucidité remarquable.

3

Nous avons proposé au malade une nouvelle intervention qu'il a acceptée après une semaine d'hésitations.

La ponction donna issue à 700 grammes de liquide, nous injectâmes ensuite, sans anesthésie préalable, 5 gr. de glycérine phéniquée à 50 pour 100, et nous abandonnâmes dans la vaginale une faible quantité de ce liquide parce que nous ne pûmes arriver à l'évacuer complètement.

Le lendemain et les jours suivants, il y eut une légère tuméfaction du scrotum, mais grâce à un bon pansement compressif, maintenu par un suspensoir improvisé sur le moment, les suites furent parfaites, et le malade évolua rapidement vers la guérison.

Nous l'avons revu le 4 octobre 1903, par conséquent 15 mois après l'opération ; la guérison s'est maintenue et nous n'avons eu à relater aucune tendance à la récidive.

OBSERVATION III

(Service de M. le professeur Tédenat)

Pierre C...., 35 ans, cultivateur, né à Massiac (Cantal), entré à l'Hôpital le 5 janvier 1904, salle Bouisson, n° 23.

Antécédents héréditaires. — Néant.

Antécédents personnels. — Syphilis très nette il y a six ans. Au même moment blennorrhagie avec orchite droite. Blennorrhée. Orchite gauche pendant une période de service militaire de 28 jours.

Maladie actuelle. — Il y a cinq ans, après la seconde orchite, le testicule commence à grossir peu à peu sans douleur. A l'examen, nous trouvons une tumeur dans le scrotum gauche, du volume d'une tête de fœtus, ovoïde, pyriforme, à grosse extrémité inférieure, Le sommet arrive à l'anneau inguinal sans y pénétrer. Mate, résistante, transparente, la palpation ne donne que la sensation de fluctuation. Le diagnostic de l'hydrocèle s'impose.

6 janvier. — Ponction donnant issue à 500 grammes de liquide clair citrin. Le testicule est gros ; l'épididyme, gros aussi, présente des noyaux d'induration. Injection de 5 cc. de glycérine phéniquée à parties égales. Presque pas de douleur.

7. — Le malade n'a pas souffert. Légère réaction avec épanchement d'un peu de liquide dans la vaginale.

15. – Le liquide a totalement disparu. Guérison complète.

OBSERVATION IV
(Inédite)
(Professeur Tédenat.)

Louis M..., 55 ans. Blennorrhagie tenace entre 22 et 25 ans. Pas de troubles de la miction. Sans cause connue, une hydrocèle s'est déclarée à gauche, il y a trois ans.

En janvier 1897, ponction qui évacua environ 300 gr. de liquide séreux et fut suivie d'une injection iodée. Douleurs vives, gonflement considérable. La collection liquide se reproduit aussi abondante.

Le 3 juillet 1897, M. Tédenat propose l'incision et la résection de la vaginale qui est épaissie. Le malade refuse. M. Tédenat pratique une ponction. Il retire environ 250 grammes de liquide clair. Epididyme gros, vaginale

légèrement épaissie. Injection de 4 cc. de glycérine phéniquée à 50 pour 100. Peu de douleur. Réaction légère.
Guérison parfaite en 8 jours et définitive.

Malade revu en 1900 sans la moindre récidive.

Observation V

(Inédite)

Jean Th..., 43 ans. Epididymite blennorrhagique bilatérale à l'âge de 31 ans. Depuis trois ans, hydrocèle gauche
dont le début a coïncidé avec de vives douleurs lombo-
abdominales. Pas de traces d'uréthrite ni de rétrécissement. Prostate normale. L'hydrocèle normale a le volume
de deux poings.

3 mai 1896. — Ponction faite par M. Tédenat. Evacuation de 200 grammes de liquide ambré. Injection de 3 cc.
de glycérine phéniquée à 50 pour 100. Pas de douleurs ;
tuméfaction réactionnelle. Guérison parfaite en douze
jours.

Le malade se promenait dès le second jour, les bourses
serrées dans un suspensoir de Horand.

Observation VI

(Inédite)

Louis C..., 38 ans. Blennorrhagie à 18 ans. Le 5 janvier
1895, M. Tédenat pratique l'uréthrotomie interne pour
un rétrécissement scléro-cicatriciel très étroit de l'urèthre

pénien. Guérison rapide. Le malade quitte l'hôpital le 29 janvier, passant le 28 Béniqué.

En juin 1896, hydrocèle droite sous la dépendance d'une tuberculose scléreuse du testicule. L'épididyme gauche porte de légères nodules, lésions de tuberculose.

Sur les instances du malade dont la santé générale est satisfaisante, M. Tédenat (le 3 juillet 1896) injecte de la glycérine phéniquée à parties égales dans la vaginale, après évacuation de 300 grammes de liquide.

La quantité de liquide modificateur fut de 3 cc. Guérison rapide. Malade revu sans récidive en 1901

OBSERVATION VII

(Professeur Tédenat)

Hydrocèle droite contenant 500 grammes de liquide. Insuccès de l'injection iodée six mois avant. Guérison rapide et presque sans réaction avec une injection de glycérine phéniquée.

Louis Gar..., 58 ans, de bonne santé habituelle, accuse une blennorrhagie à l'âge de 20 ans, qui dura pendant sept ou huit mois sans complications du côté des testicules.

Il y a trois ans survint sans cause appréciable une hydrocèle de la vaginale droite qui augmenta assez rapidement de volume. En mai 1900 une ponction fut pratiquée par laquelle on évacua environ un demi-litre de liquide. Injection iodée suivie de vives douleurs qui persistèrent pendant plus d'une heure et d'un gonflement considérable qui ne commença à diminuer que vers le dixième jour. Mais il resta du liquide dans la vaginale, et depuis deux ou trois mois la tumeur est aussi volumineuse qu'avant l'opération.

20 novembre 1900. — Tumeur pyriforme tendue, transparente dans toute sa masse avec ombre portée par le testicule, douteuse. La verge est enfouie dans la tumeur. Rien à noter du côté des fonctions vésicales. Au toucher par le rectum, la prostate ne paraît pas augmentée de volume et ne présente ni bosselures, ni nodosités.

21. — Ponction donnant issue à un demi-litre de liquide ambré, clair, sans traces de sang. Après évacuation très soignée du liquide, M. Tédenat injecte 5 cc. de glycérine phéniquée à parties égales. Le malade ne manifeste aucune douleur. Application d'un suspensoir d'Horand.

3 décembre. — La réaction sécrétoire a été insignifiante et toute tuméfaction a disparu. On ne sent aucune tuméfaction du côté du testicule ou de l'épididyme.

M. Tédenat a revu le malade en juin 1903, la guérison persistait.

OBSERVATION VIII

(Professeur Tédenat)

Jacques D.... 43 ans. Hydrocèle transparente, survenue il y a deux ans ; une légère épididymite blennorrhagique. Évacuation de 100 grammes de liquide. Injection de 5 centimètres cubes de solution d'acide phénique dans la glycérine, parties égales. Presque pas de douleur. Epanchement réactionnel insignifiant, disparu en un jour. Guérison radicale, constatée par M. Tédenat, dix mois après.

OBSERVATION IX

(Professeur Tédenat)

Louis M..., 51 ans. Hydrocèle gauche, avec épanchement léger de la vaginale, datant de quatre ans, sans orchite antérieure. Ponction le 3 juillet 1895. Evacuation de 500 grammes de liquide clair avec quelques flocons fibrineux.

Injection de 5 centimètres cubes de solution d'acide phénique cristallisé dans la glycérine à parties égales. Pas de douleur. Epanchement réactionnel minime, résorbé totalement en quinze jours. Guérison persistante, constatée par le docteur Phalippou, en décembre 1895.

OBSERVATION X

(Service de M. le professeur Tédenat)

Auguste C..., 62 ans, fontainier, Lamalou. Entré le 4 novembre 1903, salle Bouisson, n° 13. Hydrocèle double.

Antécédents personnels. — Variole à 29 ans. Pas d'autre maladie.

Etat actuel. — Sujet vigoureux, appétit et digestion bons. Le malade ne crache pas et ne tousse pas.

Depuis deux ans, le sujet a remarqué une tumeur qui avait commencé dans le bas des bourses, avait progressivement augmenté jusqu'à atteindre l'anneau inguinal.

Cette tumeur, pyriforme, indolore, occupe le côté droit du scrotum et descend jusques environ 20 centimètres au-dessus du pubis, La verge, enfoncée dans le scrotum, a à peu près disparu.

Au palper, on trouve une sensation de fluctuation, les parois de la poche paraissent assez épaisses, mais ne présentent en aucun endroit des pointes de calcification.

Le 5 novembre 1903, opération. On ponctionne, puis on injecte 2 centimètres cubes de glycérine phéniquée à parties égales. Le liquide évacué est jaune citrin et sa quantité peut être évaluée à 750 centimètres cubes environ. Pas la moindre douleur.

6. — L'opéré est très calme. Il n'a ressenti aucune douleur au niveau du scrotum.

8. — L'épanchement s'est un peu reproduit, il y a une légère tuméfaction des bourses, mais son volume n'est rien en comparaison de la tumeur primitive.

10. — L'épanchement a presque complètement disparu. Le malade est obligé de quitter l'hôpital, sort en parfaite voie de guérison.

OBSERVATION XI

(Service de M. le professeur Tédenat)

Jean M..., 55 ans, marchand de vin à Bône (Algérie). Entré à l'hôpital le 14 novembre 1903, salle Broussais, lit n° 3.

Antécédents héréditaires. — Néant.

Antécédents personnels. — A 8 ans, a eu la variole. Habite l'Algérie depuis trente-deux ans. N'a jamais présenté la moindre atteinte de paludisme. Ne tousse ni ne crache. Pas la moindre maladie vénérienne.

Début de la maladie actuelle. — Il y a quatre mois, le malade s'est aperçu que son testicule gauche grossissait, et depuis lors, son volume s'est considérablement accru. Il n'a d'ailleurs jamais souffert.

Etat actuel. — A gauche, dans le scrotum, tumeur pyri-forme, à petite extrémité supérieure d'un volume un peu plus gros que celui d'un poing d'adulte, au-dessus de laquelle on perçoit au palper les éléments du cordon. Pas de traces de hernie inguinale.

17 novembre. — Ponction donnant issue à environ 300 grammes de liquide. Injection de 3 centimètres cubes d'acide phénique et glycérine à parties égales. Le malade ne souffre pas.

18. — Le malade n'a pas souffert. Il y a une légère réaction, avec épanchement d'un peu de liquide dans la vaginale.

22. — Le liquide a totalement disparu. Le malade sort, complètement guéri.

BIBLIOGRAPHIE

Audouin. — Du traitement de l'hydrocèle par les grands lavages phéniqués de la tunique vaginale. Thèse Paris, 1897, n° 523.

Baudens. — Gaz. méd., 1850, p. 920 et in Billot, Thèse Paris, 1851.

Baudouin. — Le traitement de l'hydrocèle simple dans les hôpitaux de Paris. Sem. méd., 23 avril 1891, n° 20, p. 78.

Bell (B.). — A treatise on the hydrocele, sarcocele, etc. London, 1794.

Bertrand. — Thèse Paris, 1856.

Blandin (P.).— Dictionnaire de médecine et de chirurgie pratique, art. Hydrocèle, pp 108-130, t. X, 1833.

Blackwood. — Philadel. med. Times, 1879, t. IX, p. 159.

Bloch (O.). — Un traitement médical de l'hydrocèle. Sem. méd., 16 février 1898, n° 7, p. 72.

Boursier et Loumeau. — Gaz. Hebd. de Bordeaux, juin 1886.

Carlier (V.). — Traitement de l'hydrocèle vaginale. Echo méd. du Nord, 5 juin 1898, n° 23, p. 268.

Cortyl. — Thèse Paris, 1862.

Desormeaux. — Revue de thér. méd. chirurg., 15 février 1875, n° 4, p. 88.

Douglass (J.). — Tractatio de l'hydrocèle. London, 1755 et 1758.

Dussaussoy (A.). — Cure radicale de l'hydrocèle par le caustique. Paris 1787.

Earle (J.). — Treatise on the hydrocele, containing an examination of all the usual methods of obtaining relief in that disease. London, 1701, id., 1793.

Etienne. — Traitement de l'hydrocèle simple. Société de chirurgie, séance du 29 décembre 1897.

Forgue et Reclus. — Traité de thér. chirurg., t. II, p. 1086.

GOUFFIER (G.). — Contribution à l'étude des traitements de l'hydrocèle. Thèse Paris, 1898.

GREEN. — Philadelph. med. Times, 5 décembre 1874.

GUYON. — Tome II, p. 252.

HELFERICH. — Traitement de l'hydrocèle par les injections d'acide phénique. Centr. f. chirurg., 1889, p. 749.

HERBING. — Un traitement de l'hydrocèle. Sem méd., 3 oct. 1894, n° 55, annexe, p. 218.

HEIDENREICH. — Traitement de l'hydrocèle. Sem. méd., 1889, p. 249·

HILLER. — Schmidts Jarbücher, 1874, p. 146.

JONES. — Dissertation on hydrocele, Philadelph., 1797.

KERMORGANT (DE). — Le traitement de l'hydrocèle chez les indigènes des îles Samoa. Ann. de l'hygiène et de méd. colon., 1898, n° 2. Presse méd., 26 nov. 1898, n° 97, p. 152.

KEYES. — Traitement de l'hydrocèle par l'injection phéniquée. Rev. Hayem, 1886, t. XXVIII, p. 672.

LABAT. — Thèse Lyon, 1897.

LAWRIC. — Sem. méd., 17 juin 1896, n° 31, annexes, p. 122.

LEVIS (R.-J.). — The treatment of hydrocele and serous cyts in general by the injection of carbolic acid. Philad. med. Times, 30 août 1872 et 6 novembre 1880. Boston med. et chirurg., 8 décembre 1880, t. CV, p. 540.

MONOD (Ch.) et TERRILLOND (O.). — Traité des maladies du testicule et de ses annexes, Paris, 1889, p. 202.

PANAS. — Sur les causes et la nature de l'hydrocèle vaginale simple. Arch. génér. méd., 1872, 6ᵉ série, t. XXX, p. 5.

POUSSARD. — Traitement de l'hydrocèle par injections d'éther iodoformé. Thèse Paris, 1895.

POTT (P.). — Pratical remarks on the hydrocele. London, 1762.

PILATE. — Traitement de l'hydrocèle par les grands lavages de glycérine phéniquée. Sem. méd., 28 juillet 1897, n° 35, p. 184.

RECLUS. — Sem. méd., 1887, p. 289.

—   Clinique chirurgicale de la Pitié, 1894, p. 430.

RICHET. — In Sarrazin. Thèse Paris, 1885.

ROERSCH. — Traitement de l'hydrocèle. Ann. de la Soc. méd. chirurg. de Liège, mars 1896.

SARRAZIN. — Thèse Paris, 1885.

SCHOETZKE. — Zur Heilung der hydrocèle. Berlin clin. Wochenschr. sept., 1879, n° 39, p. 588).

SEDILLOT. — Gazette des Hôpitaux, 1852, p. 301.

TÉDENAT. — Notes sur l'hydrocèle de la tunique vaginale. Montpellier médical, 2° série, 1885, p. 531.

THOREZEN. — Schmit's Jahrbücher, 1876, p. 122.

TIKOFF. — Traitement de l'hydrocèle. Pres. méd., 15 févr. 1896, n° 15, p. 83.

Traité de chirurgie.— Gross, Rocmer, Vautrin, André, t. III, p. 246.

VELPEAU. — Bull. ac. méd., 1850, t. XVI, p. 353.

WENDLING. — Contribution à l'étude des traitements modernes de l'hydrocèle simple. Thèse Nancy, 1886.

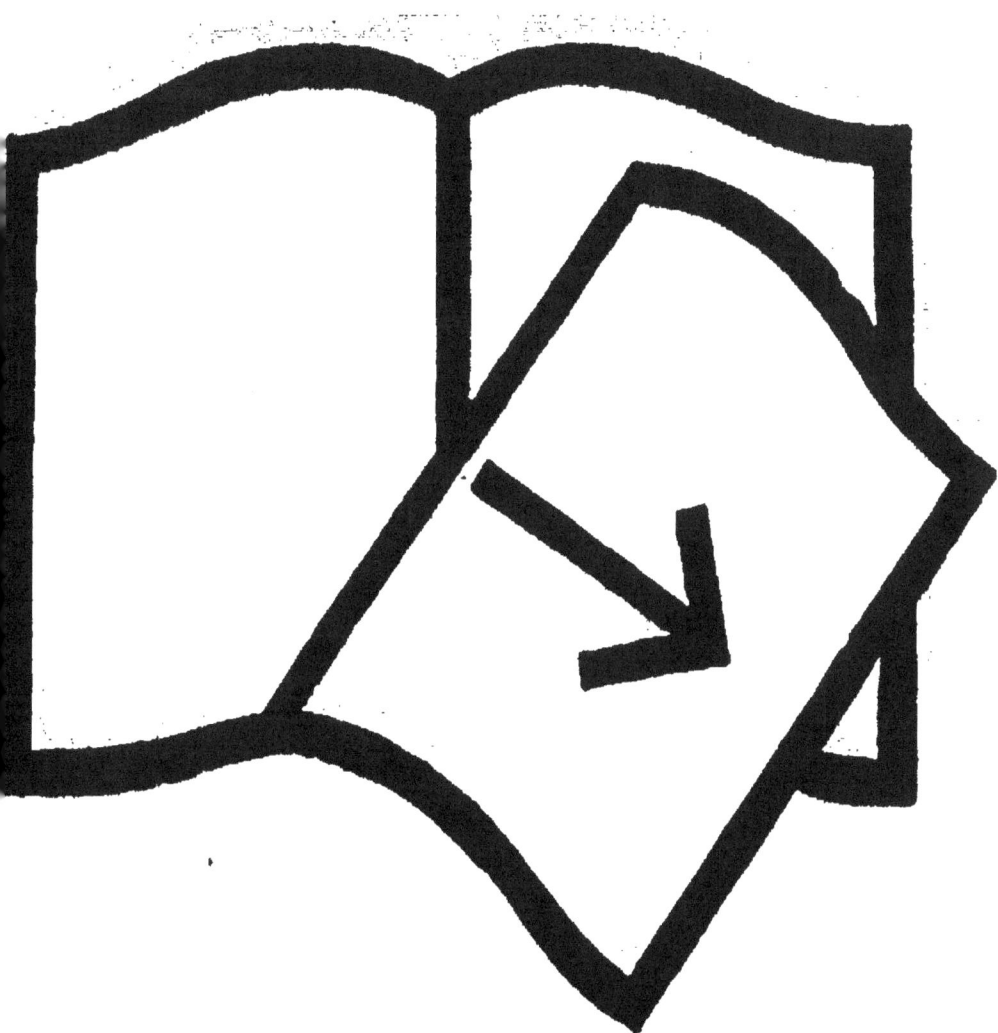

Documents manquants (pages, cahiers...)

NF Z 43-120-13

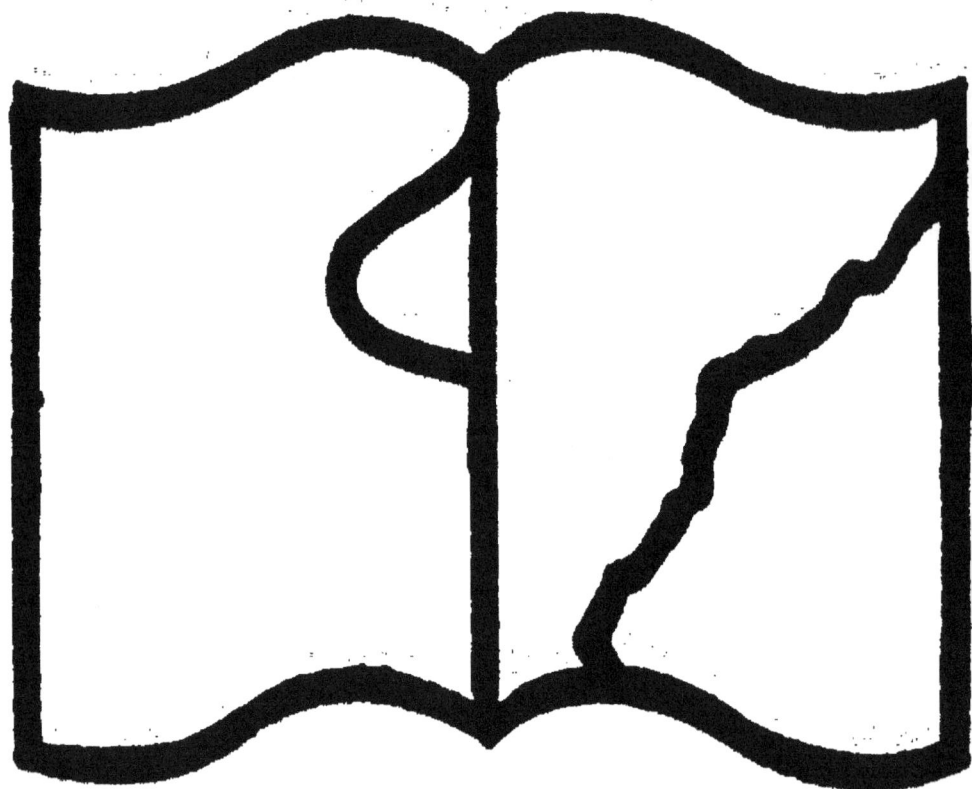

Texte détérioré — reliure défectueuse

NF Z 43-120-11